Ketki Kalele

# Caraterísticas dentárias de importância forense em irmãos gémeos

**Ketki Kalele**

# Caraterísticas dentárias de importância forense em irmãos gémeos

**ScienciaScripts**

**Imprint**

Any brand names and product names mentioned in this book are subject to trademark, brand or patent protection and are trademarks or registered trademarks of their respective holders. The use of brand names, product names, common names, trade names, product descriptions etc. even without a particular marking in this work is in no way to be construed to mean that such names may be regarded as unrestricted in respect of trademark and brand protection legislation and could thus be used by anyone.

Cover image: www.ingimage.com

This book is a translation from the original published under ISBN 978-620-2-30811-3.

Publisher:
Sciencia Scripts
is a trademark of
Dodo Books Indian Ocean Ltd. and OmniScriptum S.R.L publishing group

120 High Road, East Finchley, London, N2 9ED, United Kingdom
Str. Armeneasca 28/1, office 1, Chisinau MD-2012, Republic of Moldova, Europe
Printed at: see last page
**ISBN: 978-620-7-95595-4**

# Índice

## Introdução

O estudo dos dentes e dos maxilares como provas no âmbito do direito e da justiça é designado por odontologia forense.

A OMS definiu a odontologia forense como o ramo da medicina dentária que, no interesse da justiça, se ocupa do tratamento e exame adequados das provas dentárias e da avaliação e apresentação correctas dos resultados dentários.[1]

A identificação da individualidade (identificação humana) é a pedra angular da odontologia forense.

A contribuição da medicina dentária forense para a identificação humana assume duas formas principais: a identificação de restos mortais humanos de acordo com os registos dentários existentes (antemortem) e uma caraterização dentária postmortem nos casos em que não existem registos antemortem. A identificação humana é importante tanto por razões legais como humanitárias.[1]

A identificação dentária de seres humanos ocorre por uma série de razões diferentes e em várias situações diferentes. Os corpos de vítimas de crimes violentos, incêndios, acidentes de viação e acidentes de trabalho podem ser desfigurados de tal forma que a identificação por um membro da família não é fiável nem desejável. O mesmo acontece nos casos em que a pessoa falecida está esqueletizada, decomposta, queimada ou desmembrada ou em que não há registo de impressões digitais, como é o caso das situações de catástrofe natural ou provocada pelo homem e, em especial, das vítimas em massa normalmente associadas a catástrofes aéreas.

A principal vantagem das provas dentárias é o facto de, tal como outros tecidos duros, serem frequentemente preservadas após a morte.[2]

A última década da ciência forense foi dominada pela análise genética. Este facto é ainda mais verdadeiro porque cada indivíduo partilha semelhanças e diferenças na composição genética com a sua família. Por conseguinte, o genótipo e o fenótipo de cada indivíduo podem fornecer pistas para a investigação.

A caraterização do ADN é um método comum e de eleição para esse reconhecimento, mas o procedimento é moroso e não está disponível nas zonas rurais e remotas.

Por conseguinte, a identificação da individualidade através de um método mais simples e mais viável, ou seja, a análise dos parâmetros dentários, que incluem marcas de mordedura, forma e comprimento da arcada, distância intercanina, morfologia dentária, oclusão e parâmetros paradentários, que incluem a queiloescopia e a palatoescopia, pode ser utilizada de forma eficaz.

Além disso, parâmetros como as impressões labiais e as rugas palatinas são únicos para um indivíduo e não se alteram durante a vida de uma pessoa.

Assim, para além das impressões digitais, as impressões labiais podem ter interesse forense.[3]

A avaliação destes parâmetros dentários e paradentários está a ser feita em muitos estudos; no entanto, a sua capacidade de discriminação entre gémeos idênticos e não idênticos não está a ser indicada. Devido à falta de dados suficientes sobre gémeos, foram realizados poucos estudos sobre gémeos no domínio forense, criando assim ambiguidade quanto à sua expressão entre gémeos, o que dificulta a sua identificação.[4]

Os estudos de gémeos oferecem a oportunidade de dissecar a contribuição relativa dos factores genéticos e ambientais numa determinada caraterística, porque os gémeos monozigóticos (idênticos) que se desenvolvem devido à divisão de um único zigoto são 100% geneticamente semelhantes, enquanto os gémeos dizigóticos que se desenvolvem como uma divisão de dois zigotos diferentes são 50% geneticamente semelhantes. A literatura estabelece que existe um grande impacto genético no tamanho e na morfologia dos dentes, bem como noutras características dentárias.[5]

No entanto, o modelo clássico "Nature & Nurture" afirma que os factores ambientais desempenham o mesmo papel no desenvolvimento destas estruturas. Sabe-se que os gémeos monozigóticos estão mais sujeitos à influência genética, ao passo que os gémeos dizigóticos estão mais sujeitos à influência ambiental e menos ao controlo genético.[6]

Isto provoca algumas variações nestas estruturas entre gémeos idênticos e não idênticos. O estudo da concordância e da discordância destes parâmetros permitir-nos-á conhecer o grau de discriminação destes parâmetros nos gémeos, bem como fornecer um instrumento de identificação da individualidade na população de gémeos.

## 1. REVISÃO DE LITERATURA: HISTÓRIA (Odontologia Forense)

**Agrippina**[7] **(45-70 d.C.)** foi a primeira pessoa a utilizar os achados dentários de forma forense para identificar a pessoa morta. Agripina, mãe do imperador Nero de Roma, decidiu matar a mulher do seu marido (o imperador Cláudio), Lollia. A sua cabeça foi levada a Agripina e esta confirmou que a cabeça pertencia a Lollia, identificando o dente descolorido ou a má oclusão.

Da mesma forma, Sabina, a amante de Nero, encontrou Nero que matou a sua mãe e foi posteriormente identificada por dois dentes caninos superiores.

[st]**No entanto, Paul Revere**[7] **(1776)** foi a primeira pessoa a mencionar a medicina dentária forense na história americana, tendo identificado o corpo do General Joseph Warren em Boston. Ele tinha substituído um dente canino superior em falta por um pedaço de presa de morsa como pôntico. Joseph Warren foi morto durante a batalha de Bunker Hill e foi enterrado pelos britânicos depois de ter sido despojado. O corpo de Joseph Warren foi desintegrado e identificado por Paul Revere com base na prótese que permaneceu tal e qual, sem ser destruída.

**Mais tarde, Edwin e Junius**[7] **(1868)** identificaram o corpo do seu irmão (John Wilkes) após o assassinato de Lincoln. O corpo foi identificado com a ajuda do dente tapado com ouro no lado direito. Este facto prova que a prova dentária é uma fonte de identificação pessoal.

A era moderna da odontologia forense terá começado com a identificação das vítimas do incêndio do Bazar de la Charite, ocorrido em **4 de maio de 1897** na Rue Jean-Goujon, em Paris. Cento e vinte e seis membros da aristocracia parisiense pereceram depois de um projetor de filmes a éter-oxigénio ter provocado um incêndio de rápida destruição. Todas as vítimas, à exceção de 30, foram identificadas visualmente ou através de objectos pessoais, sobretudo jóias, no dia seguinte ao incêndio.[1]

O primeiro tratado sobre odontologia forense foi escrito pelo **Dr. Oscar Amoedo em 1898** e intitulava-se L'Art Dentaire en Medicine Legale. O Dr. Oscar é também conhecido como o pai da odontologia forense.[2]

**Muito mais tarde, o Dr. Cottone e o Dr. Sopher**[7] **(1981) identificaram** o corpo de Lee Harvey Oswald, que se crê ter disparado sobre o Presidente John F. Kennedy, com a ajuda de registos dentários militares. Esta investigação confirmou a dúvida levantada por um jornalista inglês de que um espião russo teria substituído Oswald durante a sua estadia na Rússia. Assim, a importância dos registos dentários, um importante registo antemortem, ficou provada nesta investigação.

No entanto, entre os parâmetros dentários, considera-se que as impressões labiais, as rugas palatinas e as marcas de mordida são únicas para um indivíduo, pelo que podem ser utilizadas eficazmente na identificação de uma pessoa.

No entanto, a história da odontologia forense sugere que não existem muitas provas quanto à capacidade de discriminação de vários parâmetros odontológicos entre gémeos monozigóticos e dizigóticos.

**Impressões labiais**

**Fischer. R**[8] **(1902)** foi o primeiro antropólogo a descrever os sulcos na parte vermelha dos lábios humanos. O fenómeno biológico dos sistemas de sulcos na parte vermelha dos lábios humanos foi 1st notado pela antropologia. No entanto, a antropologia limitou-se a mencionar a existência dos sulcos sem sugerir a utilização prática do fenómeno.

**No entanto, Edmond Locard**[9] **(1932)** foi um dos maiores criminologistas franceses que 1st recomendou a utilização de impressões labiais na identificação pessoal e na criminalização.

**Mais tarde, o Dr. Santos M**[10] **(1967)** defendeu que a natureza das rugas e dos sulcos labiais pode ser dividida em tipos simples e compostos e pode ainda ser subdividida em 8 tipos através da aplicação da cheiloscopia individual à identificação pessoal. Em seguida, concebeu a sua própria classificação dos sulcos labiais em 4 tipos, nomeadamente

1. Linha reta
2. Linha curva
3. Uma linha angular
4. Uma curva em forma de seno

No mesmo ano, **Suzuki K et al.**[11] **(1967)** efectuaram investigações pormenorizadas sobre as medidas dos lábios, a utilização e a cor do rouge, a sua diferenciação de uma mancha de sangue e o método para a sua extração, a fim de obter dados úteis para a aplicação prática forense. Foi observado que as impressões labiais feitas com rouge variavam de pessoa para pessoa.

Posteriormente, **Suzuki & Tsuchihashi**[12] **(1970)** efectuaram um estudo em 107 famílias japonesas e concluíram que os sulcos estavam presentes nos lábios. Até então, estes sulcos não eram designados por qualquer terminologia anatómica, pelo que eram designados por sulci laborium. Conceberam uma classificação das impressões labiais que é a seguinte

ClassificaçãoTipo de ranhura

| | |
|---|---|
| Tipo I | completo  vertical |
| Tipo I | Incompleto vertical |
| Tipo II | Branqueado |
| Tipo III | Intersectado |
| Tipo IV | Padrão reticular |
| Tipo V | Irregular |

**Apenas um ano mais tarde, Ebihara.K**[13] **(1971)** relatou a dissimilaridade das marcas de beijo em relação a um caso suspeito de roubo. As marcas de beijo foram obtidas com rouge em 30 adultos, dos quais 27 eram homens e 3 mulheres. Concluiu que cada marca de beijo apresentava um padrão diferente.

**No mesmo ano (1971), Kazuo Suzuki e Yasuo Tsuchihashi**[12] realizaram mais investigações, que incluíram gémeos uniovulares. Dividiram os lábios em quatro quadrantes e criaram a sua própria classificação de seis tipos diferentes de sulcos. Demonstraram que não existem duas impressões labiais com o mesmo padrão, que as impressões labiais de gémeos uniovulares são extremamente semelhantes e que as suas características podem ser herdadas de qualquer dos progenitores.

**Renaud, em 1972,**[9] estudou 4000 impressões labiais e confirmou a singularidade de cada uma, apoiando a ideia da singularidade das impressões labiais. Concluiu que as impressões labiais são únicas para cada indivíduo, exceto nos gémeos uniovulares, e formulou uma classificação para os tipos de sulcos. Esta é considerada a classificação mais completa.

| Type a | Complete vertical | Type f | Incomplete intersecting |
|--------|-------------------|--------|--------------------------|
| Type b | Incomplete vertical | Type g | Reticulated |
| Type c | Complete bifurcated | Type h | In the form of sword |
| Type d | Incomplete bifurcated | Type i | Horizontal |
| Type e | Complete intersecting | Type j | Other types |

**Estas investigações foram ainda apoiadas por Mac Donell (1972)[9] que** concluiu um estudo sobre as impressões labiais de dois gémeos idênticos. Ele relatou que os dois gémeos idênticos pareciam ser indistinguíveis em todos os aspectos, mas as suas impressões labiais eram diferentes. Provou também que dois gémeos idênticos podem ser diferenciados por outros métodos, como impressões digitais, caligrafia, impressões vocais e recortes de unhas.[9]

**Mais tarde, no ano de 1974, Tsuchihashi[14]** efectuou um estudo longitudinal que incluiu 1364 pessoas e os grupos familiares. Estes resultados reforçaram a teoria da hereditariedade das impressões labiais. Verificou que as impressões labiais não se alteravam ao longo do tempo. Observou no seu estudo que não havia dois gémeos uniovulares com padrões de impressões labiais exatamente idênticos. Verificou também que, após um traumatismo labial, o lábio retomava o seu padrão de sulco após a cicatrização.

**A identificação do culpado foi efectuada com êxito com base nas impressões labiais pelo Serviço Federal de Investigação (1987)[15]** depois de identificar um assaltante de bancos do sexo masculino que utilizou disfarces femininos, incluindo o uso de batom, para roubar. O assaltante tinha deixado as suas impressões labiais nas portas de saída do banco enquanto corria. As fotografias dessas impressões labiais correspondiam às do assaltante, constituindo assim uma prova forte.

**Desde meados da década de 1970 até 2000,** foram efectuadas investigações sobre as impressões labiais convencionais. As impressões labiais convencionais referem-se às manchas de batom que são frequentemente deixadas como vestígios e que podem ligar um suspeito a uma cena de crime. No entanto, nos últimos anos, a indústria cosmética tem vindo a desenvolver batons que não deixam uma mancha ou marca visível em contacto e que são designados por batons persistentes.[16, 17, 18]

**Mais tarde, Alvarez et al.[1] (2002)** tentaram desenvolver as impressões labiais latentes.

Segundo eles, os bordos vermelhos dos lábios têm glândulas salivares menores e glândulas sebáceas. Estas glândulas estão associadas aos folículos pilosos, com glândulas sudoríparas de permeio, e segregam óleos. Estas secreções e a hidratação contínua fazem com que as impressões labiais latentes estejam disponíveis na maioria dos locais de crime.

**Muito mais tarde, Saraswathi T R et al.**[20] **(2009)** realizaram um estudo cujo objetivo era estudar as impressões labiais de diferentes indivíduos em diferentes partes do lábio e descobrir a incidência de qualquer padrão específico num determinado grupo etário. Foi incluído no estudo um total de 100 indivíduos, dos quais 50 eram do sexo masculino e 50 do sexo feminino, com idades compreendidas entre os 18 e os 30 anos. No estudo global, nenhum indivíduo apresentava um único tipo de impressão labial em todos os quatro compartimentos e nenhum dois ou mais indivíduos apresentavam um tipo semelhante de padrão de impressão labial. Quando o padrão geral foi avaliado em todos os compartimentos labiais dos indivíduos do estudo, verificou-se que o padrão intersectado era o mais comum, tanto no sexo masculino como no feminino, com 39,5 e 36,5%, respetivamente. No entanto, o menos comum foi o padrão reticular, observado em 11,0% dos homens e 13,0% das mulheres.

**Posteriormente, Patel et al.**[21] **no ano de 2010**, realizaram um estudo com o objetivo de avaliar em profundidade os padrões das impressões labiais em relação ao sexo, a sua consistência durante um período de tempo, para determinar se existe algum padrão hereditário nas impressões labiais entre famílias com irmãos e gémeos e, por conseguinte, para investigar se as impressões labiais são exclusivas de qualquer grupo sanguíneo na população sob investigação e chegaram à conclusão de que, embora a identificação das impressões labiais tenha sido utilizada no tribunal em casos isolados, é necessário realizar mais investigação neste domínio, no que diz respeito à confirmação da sua singularidade. Por conseguinte, a quelioscopia tem de ser efectuada em profundidade numa amostra de maior dimensão, utilizando tecnologias científicas mais recentes.

**Recentemente, Reddy V K**[22] **(2011) publicou** um artigo em que afirma que, para além da identificação e da utilização como prova, as impressões labiais também podem ser utilizadas no trabalho de deteção, sendo a fonte de informação criminalística. Uma impressão labial no local de um crime pode servir de base para conclusões sobre o carácter do evento, o número de pessoas envolvidas, os sexos, os cosméticos utilizados, os hábitos, as características profissionais e as alterações patológicas dos próprios lábios.

**Telgi et al.**[23] **, no mesmo ano,** efectuaram um estudo com 150 indivíduos que estabeleceu a relação entre as impressões labiais e os grupos sanguíneos ABO. No entanto, este estudo não revelou qualquer correlação entre as impressões labiais e qualquer grupo sanguíneo específico.

**Mais recentemente, Vahanwala et al.**[24] **(2012)** avaliaram o padrão de impressão labial entre gémeos. Concluiu-se que a discriminação entre um par de gémeos idênticos pode ser facilitada se as impressões labiais forem avaliadas de forma sistemática e exaustiva.

No entanto, não existem muitos estudos que relatem a singularidade da cheiloscopia e a sua capacidade de discriminação entre pares de gémeos monozigóticos e dizigóticos.

## RUGAE PALATAL

**Hermosa T et al.**[7] no ano de 1932 foi o primeiro a propor a ruggoscopia palatina.

**Mais tarde, Carrea et al.**[7] **(1937) desenvolveram** um estudo pormenorizado e estabeleceram uma forma de classificar as rugas palatinas.

**No devido tempo, Kapali et al.**[25] , no ano de 1997, apresentaram uma classificação para classificar os padrões de rugas palatinas com base no seu comprimento e forma, como - Tendo determinado o comprimento de todas as rugas, foram formadas três categorias: 1.

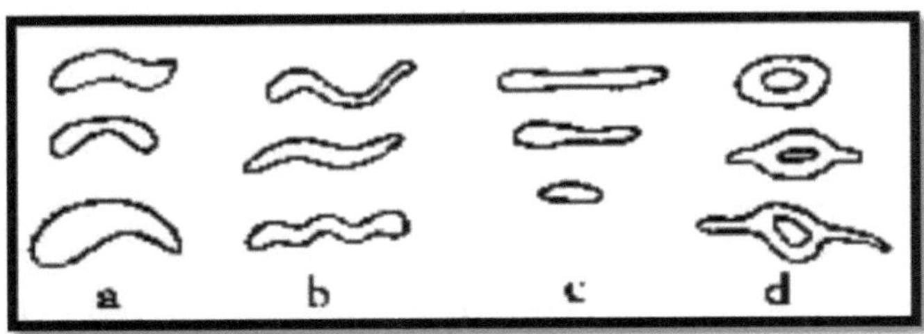


Rugas primárias: (A-5 a 10 mm; B-10 mm ou mais) 2. rugas secundárias: 3-5 mm 3. rugas fragmentárias: menos de 3 mm. As formas das rugas individuais foram classificadas em quatro tipos principais: curvas, onduladas, rectas e circulares.

Posteriormente, **Fahmi et al.**[26] **no ano de 2001,** no seu estudo, verificaram que não havia diferença significativa no número total de rugas entre homens e mulheres sauditas. Foram encontradas diferenças significativas em duas formas, o tipo convergente, que era maior nas mulheres, e os tipos circulares, que eram maiores nos homens. O padrão das rugas pode ser um método adicional útil para a identificação post-mortem.

**Saraf. A et al.**[27] no ano de 2011 concluíram que o padrão das rugas (através da utilização de LRA) pode ser um método adicional de diferenciação entre o homem e a mulher indianos. Isto pode ajudar a estreitar o campo de identificação e dar resultados em conjunto com outros métodos, como as características visuais, as impressões digitais e as características dentárias nas ciências forenses. Além disso, a análise dos padrões das rugas, incluindo as rugas primárias, secundárias e fragmentárias noutras populações indianas, pode corroborar ainda mais os resultados.

Recentemente, **IndiraA P et al. (2012)**[28] efectuaram um estudo que mostra que não existem dois palatos iguais em termos do padrão das suas rugas. As rugas palatinas possuem características únicas, uma vez que são absolutamente individualistas e, por conseguinte, podem ser utilizadas como uma impressão pessoal de tecido mole "oral" para identificação em casos forenses.


**No mesmo ano, Manjunath S et al. (2012)**[29] realizaram o estudo numa tentativa de determinar as diferenças no padrão das rugas entre os homens e as mulheres indianos numa pequena porção de uma população. 63 indivíduos, 32 do sexo masculino e 31 do sexo feminino, com idades compreendidas entre os 17 e os 25 anos, constituíram os materiais para o estudo. Verificou-se que as mulheres indianas apresentavam um maior número de rugas no lado direito do palato do que os homens. As formas curvas e rectas eram predominantes nas mulheres, enquanto o padrão ondulado era mais comum nos homens. A sua singularidade individual foi reconhecida como uma fonte potencialmente fiável de identificação.


No entanto, a sua singularidade exclusivamente entre a população de gémeos não está muito registada na literatura.


## MARCAS DE MORDIDELAS

O primeiro caso relatado de marca de mordida foi **publicado na década de 1870 em**[30] , enquanto o pioneiro a publicar uma análise de marca de mordida foi **Sorup em 1924.**[7,30] Utilizou representações em papel transparente da dentição de um suspeito e comparou-as com uma fotografia de uma marca de dentada em tamanho real. Desde então, foram registados vários casos envolvendo provas de marcas de dentadas.


O primeiro caso de marca de dentada a ser relatado como opinião judicial americana foi **o caso texano de 1954, Doyle v.** Este caso específico envolvia uma marca de dentada deixada num pedaço de queijo que foi encontrado no local de um assalto a uma mercearia. O xerife responsável pela investigação do caso abordou o suspeito, que estava detido por um crime não relacionado, pedindo-lhe que mordesse voluntariamente um pedaço de queijo. O suspeito obedeceu e mais tarde um examinador de armas de fogo fotografou e fez moldes de gesso de ambos os pedaços de queijo. O examinador de armas de fogo encontrou-as no local de um assalto a uma mercearia. O xerife responsável pela investigação do caso abordou o suspeito, que por acaso estava detido por um crime não relacionado, pedindo-lhe que mordesse voluntariamente um pedaço de queijo. O suspeito obedeceu e mais tarde um examinador de armas de fogo fotografou e fez moldes de gesso de ambos os pedaços de queijo. O examinador de armas de fogo e um dentista analisaram então as duas peças. O arguido foi condenado em resultado do testemunho condenatório destes dois peritos, que consideraram que ambos os pedaços de queijo tinham sido mordidos pela mesma dentição.[31]

Outro caso popular e mais publicitado da década de 1980 **é o do assassino em série Ted Bundy**. Bundy foi condenado por dois crimes de homicídio em primeiro grau em 1979 e foi condenado à morte. Os principais elementos de prova que levaram à condenação de Bundy incluíam o depoimento de identificação de uma testemunha-chave que o colocou no local do crime momentos antes dos assassínios e a análise pericial das marcas de dentes encontradas no corpo de uma das vítimas.[30, 31]

**Mais tarde, Sognnaes et al (1982)** avaliaram marcas de mordidas obtidas de gémeos idênticos e demonstraram variações significativas.[31]

**No mesmo ano, Sognnaes RF et al. em 1982**[32] exploraram padrões dentários individuais através da comparação direta de mordidas de teste de vários conjuntos de gémeos monozigóticos adultos jovens. Para este efeito, foram utilizados modelos de epóxi da dentição de cada gémeo para indentações dentárias experimentais e convertidos em perfis de contacto radiográficos. Estes padrões radiográficos de marcas de mordida bem delineados foram depois sujeitos a uma comparação computorizada, envolvendo armazenamento eletrónico e correlações. Apesar da morfologia de desenvolvimento semelhante de cada dente, havia variações significativas entre os gémeos de cada par no que diz respeito à disposição individual dos dentes anteriores na arcada dentária; os dentes tinham rotações nitidamente diferentes, refletindo por vezes uma imagem espelhada dos padrões de marcas dentárias dos pares gémeos. Assim, a comparação por computador tornou claro que, em termos de forma da arcada oclusal e posições individuais dos dentes, mesmo os chamados gémeos idênticos não são, de facto, dentalmente idênticos.

**Um ano mais tarde, Jale V et al. no ano de 1983**[33] fizeram um estudo da distribuição anatómica das marcas de dentadas humanas, bem como da sua distribuição por idade da vítima e tipo de crime envolvido. As marcas de dentadas neste estudo ocorreram principalmente em crimes relacionados com o sexo, casos de abuso de crianças e casos que envolviam outros tipos de altercações físicas. As marcas de mordedura foram encontradas em praticamente todas as áreas do corpo, com mais de uma marca de mordedura em 40% das vítimas. As vítimas do sexo feminino foram mais frequentemente mordidas nos seios, braços e pernas, enquanto as vítimas do sexo masculino foram mais frequentemente mordidas nos braços e ombros.

**Rawson et al (1984)**[34] estabeleceram a base científica para a análise estatística como a singularidade da dentição humana.

**O American Board of Forensic Odontostomatology (ABFO) estabeleceu as seguintes directrizes em 1986:**[30]

1. Historial - Obter um historial completo de qualquer tratamento dentário efectuado após a data suspeita da marca de mordedura.

2. Fotografias - As fotografias extra-orais incluem vistas de todo o rosto e de perfil; as intra-orais devem incluir vistas frontais, duas vistas laterais e uma vista oclusal de cada arcada. Muitas vezes é útil incluir uma fotografia da abertura máxima da boca. Se forem utilizados materiais inanimados, como géneros alimentícios, para as mordeduras de teste, os resultados devem ser preservados fotograficamente.

3. Exame extra-oral - Registar e observar os tecidos moles e duros

factores que possam influenciar a dinâmica da mordedura. Devem ser efectuadas medições da abertura máxima e de quaisquer desvios na abertura ou no fecho.

4. Exame intra-oral - Devem ser efectuadas zaragatoas salivares. A língua deve ser examinada para avaliar o seu tamanho e função. O estado periodontal deve ser registado, com especial referência à mobilidade. Preparar uma ficha dentária, se possível.

5. Impressões - Efetuar duas impressões de cada arcada utilizando material que cumpra as especificações da American Dental Association. A relação oclusal deve ser registada.

6. Mordeduras de amostra - Sempre que possível, as mordeduras de amostra devem ser feitas num material adequado, simulando o tipo de mordedura em estudo.

7. Moldes de estudo - Os moldes devem ser preparados utilizando gesso do tipo II. Devem ser efectuados moldes adicionais através da duplicação dos moldes principais.

**Mais tarde, Cottone et al. no ano de 1988**[35] publicaram um artigo classificando as marcas de mordedura em quatro tipos

Hemorragia: marca não prejudicial na pele

- Contusão: rutura de um vaso sanguíneo, hematoma

- Laceração: pele perfurada ou rasgada
- Incisão: punção próxima da pele
- Avulsão: remoção da pele
- Artefacto: pedaço de pele arrancado à dentada

As características físicas da ferida da mordedura e dos dentes do suspeito incluem

1. A distância entre cúspide e cúspide
2. A forma do arco
3. Largura, espessura e espaçamento entre os dentes
4. Falta de dentes
5. As curvas das arestas dentadas
6. Padrões de desgaste

**Posteriormente, Drummond e Mckay (1999)**[36] relataram um caso de análise de uma marca de mordedura efectuada num dedo indicador amputado (devido a mordedura).

**Do mesmo modo, Mckenna et al (2000)**[30] relataram um caso de marcas de dentadas em chocolate que foram analisadas e levaram à condenação de ladrões de chocolate!

**Um ano mais tarde, Sheasby e MacDonald (2001)**[37] recomendam uma classificação para sublinhar a necessidade de uma abordagem científica para a interpretação dos tipos de distorção. Eles introduzem os termos de distorção primária e secundária. A distorção primária é definida pela dinâmica da mordida. As distorções secundárias têm três categorias: distorção relacionada com o tempo, quando uma mordida muda com o tempo decorrido após a mordida ter sido efectuada, distorção da postura e distorção fotográfica.

**Posteriormente, no ano de 2007, Anand et al.**[38] realizaram um estudo em que a identificação de um indivíduo foi efectuada através da marca de mordida; através de uma técnica diferente, utilizando sobreposições transparentes de modelos de molde dentário de estudo e fotografias em tamanho real de marcas de mordida em diferentes materiais, como argila e queijo.

Marca de mordedura em argila, a correspondência foi positiva em 95% dos casos, enquanto foi positiva em 81% no queijo.

Em 6% dos casos, a concordância não contribuiu devido a um modelo defeituoso e, em

5%, devido a uma fotografia de detetive. Ao comparar os métodos de comparação direta e indireta, verificou-se que, quando a comparação pelo método de comparação indireta não é conclusiva, o método de comparação direta tende a corresponder.

Mais recentemente, **Oliveira T et al. (2011)**[39] realizaram um estudo para comparar as arcadas dentárias e a distância intercanina em marcas de mordidas de cães e humanos. Inferiram que a distância intercaninos quando encontrada e medida em marcas de mordidas (por si só) não permite uma análise conclusiva na determinação da origem: animal ou humana, principalmente quando as medidas para cães de médio porte, como neste estudo, são semelhantes aos resultados gerais para humanos. Assim, mais estudos devem ser realizados, na tentativa de esclarecer a origem e diferenciação das lesões por mordedura.

## Estudos sobre gémeos
**Não são efectuados muitos estudos sobre parâmetros dentários e paradentários exclusivamente em populações de gémeos**

**Wood B F (1969)40** estudou sete características morfológicas dos segundos pré-molares mandibulares que foram comparadas em 32 pares de gémeos do mesmo sexo para determinar o seu valor no diagnóstico da zigosidade gemelar. Houve uma percentagem considerável de concordância entre a zigosidade dos gémeos determinada pela serologia e a determinada pelas possíveis comparações dos pré-molares.

A concordância entre os dois métodos de diagnóstico de zigosidade foi maior para as comparações homolaterais dos dentes. O estudo concluiu que as comparações homolaterais dos segundos pré-molares inferiores eram suficientemente exactas para serem utilizadas como um auxiliar no diagnóstico de monozigotia.

Além disso, **Biggerstaff H**[41] , no ano de 1971, realizou um estudo sobre o traço de Carabelli entre 199 pares de gémeos monozigóticos e dizigóticos; o estudo não conseguiu demonstrar um elevado grau de hereditariedade. A análise das diferenças antímeras nos indivíduos indicou uma falta de espelhamento e nenhum dimorfismo sexual. Os pares de gémeos monozigóticos apresentaram uma taxa de concordância mais elevada para comparações de dentes correspondentes do que os pares de gémeos dizigóticos.

Posteriormente, **Sharma K et al. em 1985**[42] realizaram uma análise da variância genética de 56 características do tamanho dos dentes, com base numa amostra de 58 pares de gémeos (23 gémeos monozigóticos e 35 gémeos dizigóticos) de Chandigarh, Índia. Em contraste com outros estudos, os gémeos monozigóticos indianos apresentaram uma maior variância do que os gémeos dizigóticos na maioria dos casos. Verificou-se também que a covariância ambiental era mais forte para os gémeos MZ e DZ. O estudo revelou uma determinação ambiental substancial e complexa para algumas dimensões dentárias, especialmente dos incisivos e segundos molares.

Depois disso, **BORAAS et al. em 1988**[43] , estudaram sistematicamente a hereditariedade das características dentárias em animais, populações humanas, famílias e gémeos, mas não em gémeos criados separadamente.

Noventa e sete indivíduos (44 pares de gémeos, três conjuntos de trigémeos), As características avaliadas retrospetivamente foram: estado dentário, estado de tratamento, estado de tratamento/cárie, tamanho dos dentes, malignidade, oclusão e morfologia. Houve semelhança estatisticamente significativa entre pares monozigóticos, mas não entre pares dizigóticos, no número de dentes presentes, na percentagem de dentes e superfícies restauradas, na percentagem de dentes e superfícies restauradas ou cariadas, no tamanho dos dentes e no desalinhamento. A largura dos arcos intercaninos e intermolares mostrou semelhança significativa entre os pares monozigóticos e dizigóticos, enquanto a sobressaliência e a sobremordida não mostraram semelhança significativa entre os pares. As características morfológicas (traço de Carabelli e configuração do sulco do primeiro pré-molar inferior) foram mais concordantes em gémeos monozigóticos do que em gémeos dizigóticos. Este estudo fornece novas evidências de um componente genético marcado para o estado dentado e experiência de cárie dentária e confirma relatos anteriores de contribuições hereditárias reconhecidas para o tamanho dos dentes, desalinhamento, oclusão e morfologia.

Em relação ao estudo anterior, **MICHALOWICZ B S**[44] , no ano de 1991, fez uma estimativa da variância genética para a altura do osso alveolar através do método clássico dos gémeos e do estudo de gémeos monozigóticos criados separadamente. Os resultados deste estudo sugeriram que havia uma variância genética significativa na população de gémeos para a altura proporcional do osso alveolar.

Mais tarde, **Lundstrom A 2007**[45] investigou 202 pares de gémeos relativamente a factores fundamentais na etiologia da má oclusão. O autor concluiu da sua investigação que as causas das más oclusões parecem ser, em grande medida, de natureza hereditária. A partir de investigações com gémeos, não se obtém informação direta sobre quais os factores hereditários e quais os factores ambientais que estão activos. Embora as influências hereditárias pertençam não só à influência direta causada pelos genes no desenvolvimento de um órgão, mas também a factores indiretamente activos, tais como a perda prematura de dentes decíduos, ou hábitos como chupar os dedos, são até certo ponto hereditários e devem ser tomados em consideração, é concebível que a variabilidade genética obtida seja parcialmente condicionada por esses factores. No entanto, este estudo também aponta para a necessidade de mais estudos para estabelecer uma prova definitiva do papel dos factores hereditários na oclusão.

No mesmo ano, **Corby M et al. (2007)**[46] descobriram que as estimativas de hereditariedade eram moderadas a elevadas para as espécies orais, especialmente para as espécies benéficas conhecidas ou hipotéticas, quando eram abundantes em gémeos sem cáries e, nomeadamente, quando eram subabundantes em gémeos com cáries, como se pode ver nas nossas análises que envolvem modelos individuais para gémeos monozigóticos e gémeos dizigóticos que foram ajustados para a idade e o sexo. A investigação também indica que a abundância relativa de espécies microbianas orais benéficas é, em parte, determinada pelo genoma do hospedeiro. O autor postulou ainda que, em crianças com cáries activas, a genética do hospedeiro e/ou factores ambientais (dieta, antimicrobianos) actuam para suprimir a flora oral benéfica, permitindo assim o crescimento excessivo de espécies cariogénicas. Coletivamente, estes resultados sugerem que a abundância relativa de espécies benéficas orais nos biofilmes dentários está parcialmente sob modulação genética na saúde e na doença.

Um ano mais tarde, **Su C-Y et al.**[47] , no ano de 2008, realizaram um estudo para determinar a contribuição relativa dos factores genéticos na morfologia das superfícies oclusais dos primeiros molares primários inferiores, utilizando o modelo de estudo de gémeos. O estudo concluiu que a morfologia oclusal dos pares de gémeos dizigóticos era mais variável do que a dos pares de gémeos monozigóticos. As estimativas de hereditariedade revelaram que os factores genéticos influenciam fortemente a morfologia oclusal dos primeiros molares primários inferiores.

**Posteriormente, Camilleri S et al**[48] . no ano de 2008, realizaram um estudo baseado na hipótese de que os factores genéticos desempenham um papel na etiologia dos caninos superiores ectópicos. No entanto, apenas dois de sete pares de gémeos monozigóticos foram concordantes para caninos ectópicos. Isso é consistente com variáveis ambientais ou epigenéticas que afetam o fenótipo. A baixa taxa de concordância é consistente com a baixa penetrância determinada pela análise de segregação e apoia ainda mais a existência de factores ambientais.

Recentemente, **Towensend G et al.**[49] **, no ano de 2009,** descobriram que as estimativas de hereditariedade são elevadas para a maioria das variáveis de tamanho dos dentes, para o traço de carabelli e para as dimensões da arcada dentária, moderadas para as distâncias intercuspais e baixas para alguns traços oclusais.

**Objetivo do estudo**

Avaliar vários parâmetros dentários e paradentários de importância odontológica forense na determinação da identidade individual de gémeos idênticos e não idênticos.

**Objectivos do estudo**

Avaliar e comparar as características quelioscópicas em gémeos idênticos e gémeos não idênticos.

Avaliar e comparar o padrão das rugas palatinas em gémeos idênticos e gémeos não idênticos.

Avaliar e comparar marcas de mordedura em gémeos idênticos e gémeos não idênticos.

## 2. Materiais e Métodos - População do estudo

População do estudo Os gémeos foram recolhidos de um clube de gémeos e de várias escolas, instituições e outras fontes potenciais na cidade de Pune. Foi obtido o consentimento informado dos sujeitos. Os pares de gémeos que participaram neste estudo tinham idades compreendidas entre os 6 e os 23 anos.

**Grupo de estudo**

**Grupo I-** 20 gémeos idênticos

**Grupo II-** 20 gémeos não idênticos

**Critérios de inclusão:**

1.  Indivíduos saudáveis com dentes totalmente erupcionados.

**Critérios de exclusão:**

• Indivíduos que tenham sido submetidos a extracções múltiplas ou a quaisquer outras cirurgias dento-faciais

• Indivíduos submetidos a tratamento ortodôntico

• História de traumatismo, queimaduras na região dento-facial

• Indivíduos com hábitos persistentes, como chupar o dedo ou morder os lábios

• Indivíduos com anomalias congénitas, por exemplo, lábio leporino e fenda palatina

**Zigosidade**

A determinação da zigosidade foi feita com base nas características fenotípicas e na história parental, com base na opinião do ginecologista; no entanto, nos gémeos em que a história não estava disponível, foi feita a dermatoglifia e a determinação do grupo sanguíneo dos indivíduos.

**Dermatoglifia -** As impressões palmares dos indivíduos foram registadas com tinta da Índia em papel branco. As impressões palmares e digitais foram analisadas quanto à semelhança de padrões entre gémeos. Os gémeos monozigóticos têm impressões digitais mais semelhantes do que os gémeos dizigóticos. No caso dos gémeos idênticos, a impressão tem características semelhantes, mas as minúcias são diferentes. No entanto, nos gémeos dizigóticos foram observadas grandes diferenças entre os padrões de impressão.

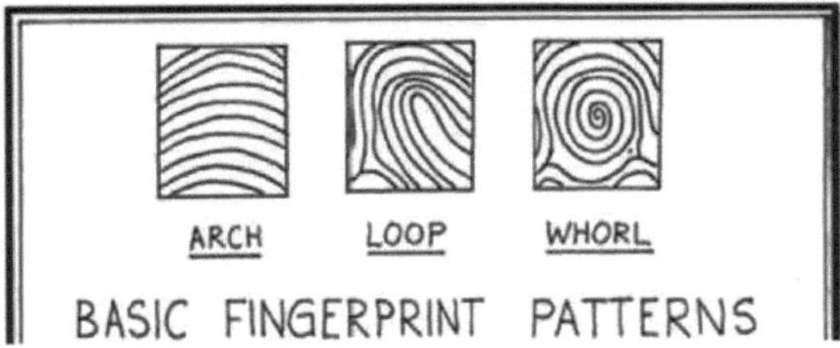



Fig- 1

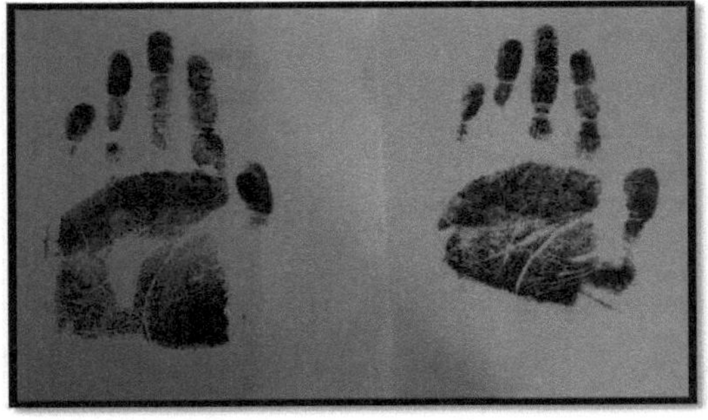

Fig-2 Determinação da zigosidade através de impressões palmares

## Agrupamento sanguíneo

Foram determinados os grupos sanguíneos dos gémeos. A zigosidade foi identificada entre os gémeos, uma vez que os gémeos monozigóticos têm essencialmente grupos sanguíneos semelhantes, ao passo que os gémeos dizigóticos têm grupos sanguíneos diferentes, tal como os indivíduos não gémeos.

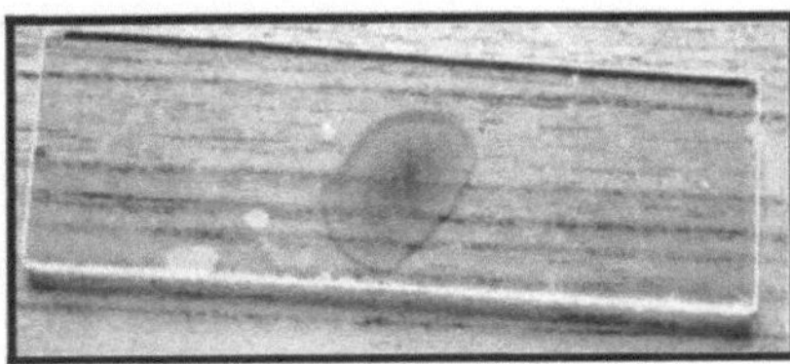

Fig- 3 Reação de aglutinação

**Materiais necessários-**

1.   Cera de modelação

2.   Material de impressão de alginato

3.   Pedra dentária

4.   Tabuleiros de impressão perfurados em aço inoxidável.

5    Taça de borracha rígida e flexível.

6    Espátula de plástico reta e curva.

7    Divisor/calibrador.

8    Balança de aço inoxidável

9    Fio de latão

10   Papel bond branco/ papel tissue

11   Batom castanho não brilhante, não persistente, à base de plantas

12   Lápis de marcação

13   Lente de aumento


**Moldes e impressões dentárias**

Foram obtidas impressões dentárias das arcadas mandibular e maxilar dos participantes do estudo. As impressões foram efectuadas com material de impressão de silicone de corpo médio (3M-Espe, Selfeld, Alemanha) e também com material de impressão de alginato. No mesmo dia, os moldes foram revestidos com gesso dentário.

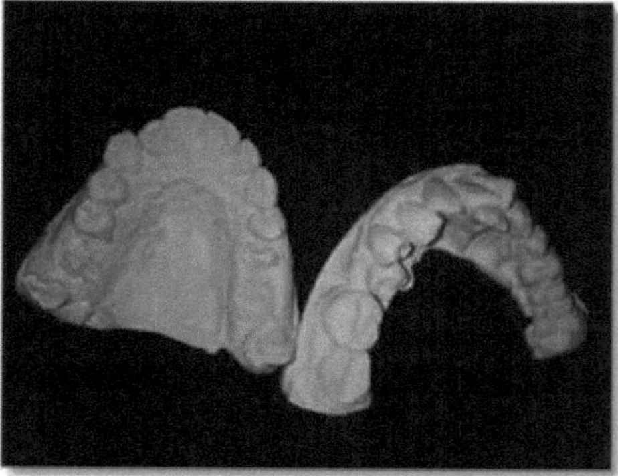

**Fig-4 Modelos de estudo**

**Palatoscopia -** As rugas palatinas foram marcadas com lápis de marcação e a medição do comprimento das rugas foi efectuada com um paquímetro.

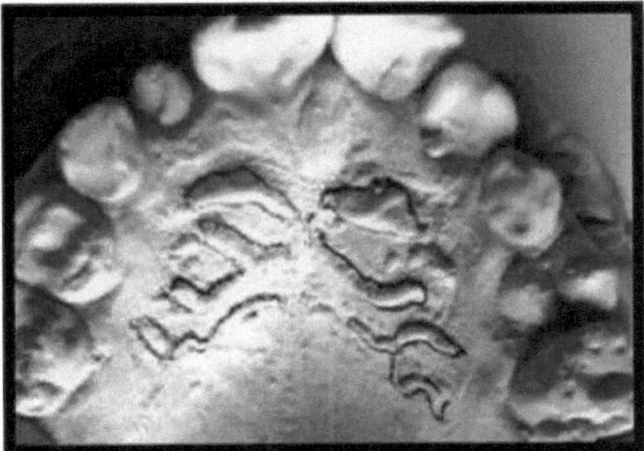

**Fig-5 Padrão das rugas**

O palato foi dividido em quadrante direito e esquerdo e a análise do padrão das rugas foi efectuada utilizando a classificação de Kapali et al.[1 2 3 4]

Foi também calculado o número total de rugas em cada quadrante.

O padrão das rugas palatinas foi classificado com base na classificação de Kapali et al (1997)[2] , conforme indicado abaixo -

(Com base no comprimento das rugas):

- Rugas primárias:        (A-5 a 10 mm; B-10 mm ou mais)
- Rugas secundárias: (3-5mm)
- Rugas fragmentárias: menos de 3 mm

1    Curvo
2    Ondulado
3    Direto
4    Circular

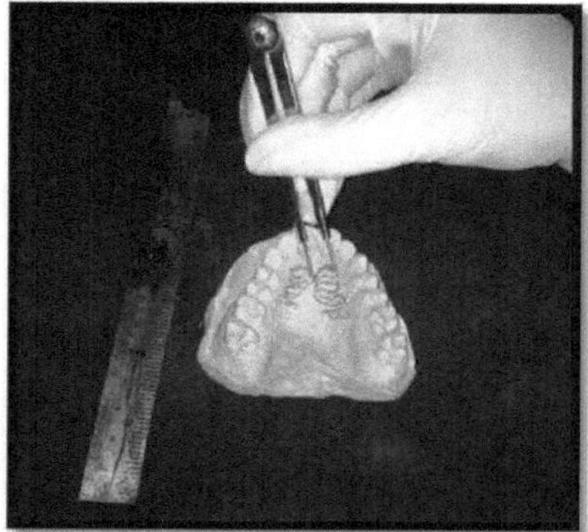

**Fig-6 Medição do padrão das rugas**

## Bitemarks-

Os moldes maxilares e mandibulares obtidos dos gémeos foram traçados nas folhas transparentes com a utilização de uma caneta de marcação transparente. A disposição dos dentes nos moldes foi então analisada sob a forma de mordida para o número de dentes, posicionamento e disposição dos dentes. Estes traçados foram depois comparados em gémeos idênticos e não idênticos.

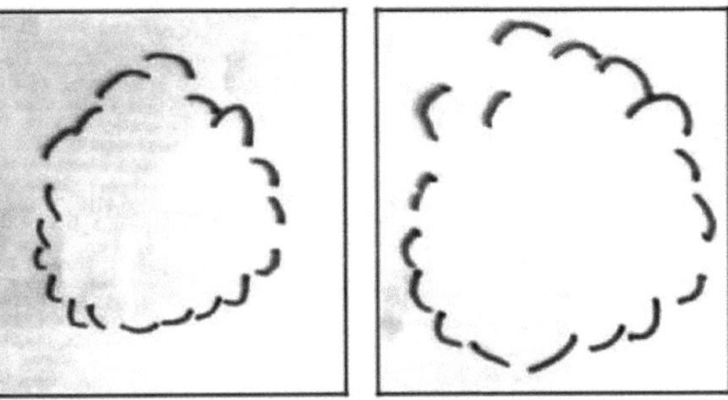

**Fig-7 Marcas de pontos de gémeos monozigóticos que são semelhantes mas não idênticos**

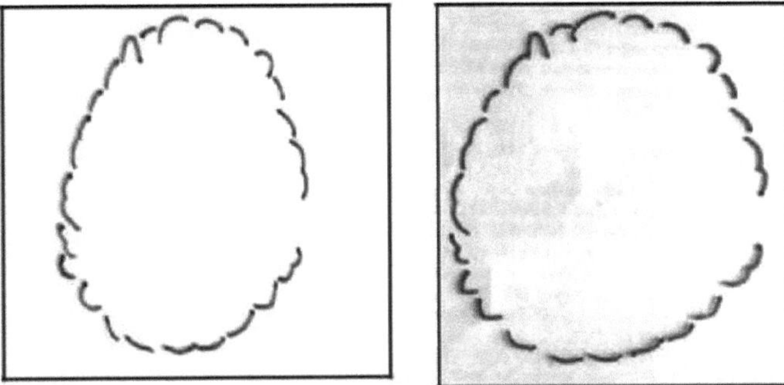

**Fig-8Bitemarks de gémeos monozigóticos que são idênticos**

## Cheiloscopia

As impressões labiais foram registadas aplicando uma película fina de batom não brilhante nos lábios limpos e secos do sujeito durante três minutos e, em seguida, foram tiradas impressões em papéis especificados (papéis brancos de tamanho A4) através de uma leve pressão direta aplicada pelos lábios no papel dobrado.

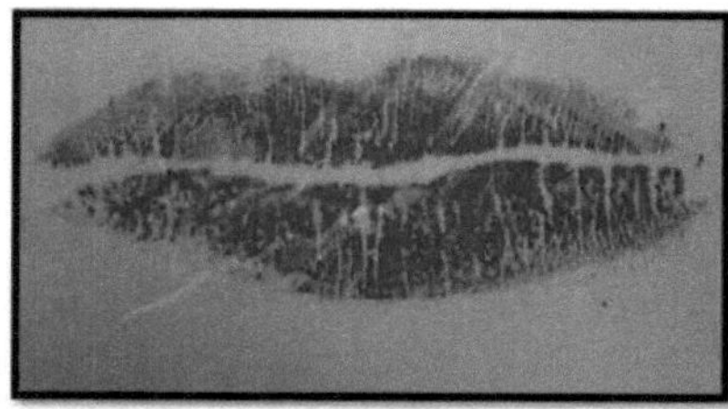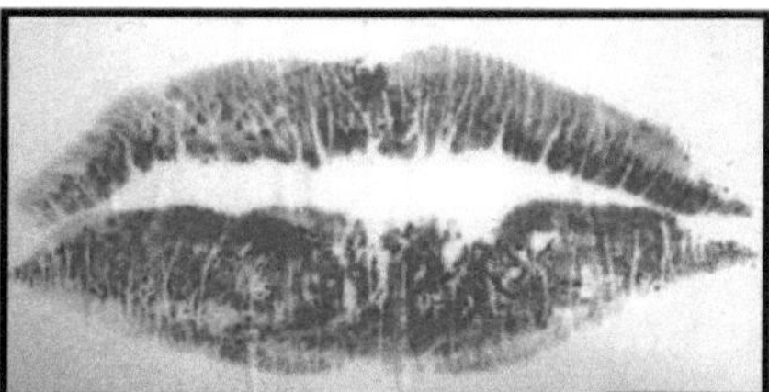

**Fig- 9 Impressões labiais de gémeos monozigóticos**

O lábio superior e o inferior foram divididos em 5 compartimentos: superior esquerdo, médio, superior direito e ao longo dos cantos da boca e o lábio inferior foi dividido em inferior esquerdo, inferior médio, inferior direito e os cantos.

A interpretação dos dados foi efectuada de acordo com a classificação das impressões labiais de Renaud.[9]

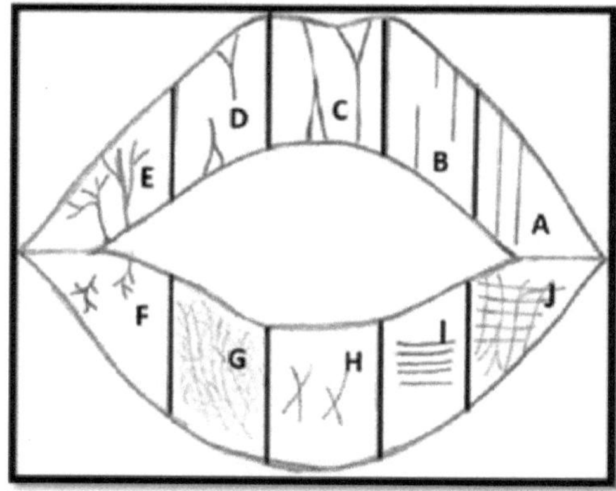

**Fig- 10 Padrões dos sulcos labiais de acordo com a classificação de Renaud**

Os tipos de ranhuras labiais que foram registados foram

A =vertical completo

B = vertical incompleta

C = bifurcado completo

D = bifurcação incompleta

E = ramificado completo

F = ramificação incompleta

G = padrão reticular

H =X ou forma de vírgula

I =horizontal

J =horizontal com outras formas (verticais, bifurcadas ou ramificadas).

# 3. RESULTADOS

O presente estudo consistiu em 20 pares de gémeos idênticos (monozigóticos) e 20 pares de gémeos não idênticos (dizigóticos). Entre os gémeos, 4 pares de gémeos (10%) foram criados separados e 3 pares de gémeos monozigóticos (7,5%) eram gémeos monocoriónicos.

No presente estudo, observou-se **0% de semelhança** nas **impressões labiais** da população de gémeos monozigóticos e dizigóticos. No entanto, verificou-se um maior grau de concordância no padrão dos sulcos nos gémeos monozigóticos, ou seja, o tipo de sulco diferia em um ou dois compartimentos, em comparação com os padrões dos sulcos nos gémeos dizigóticos, que apresentavam um menor grau de semelhança.

Estes resultados são semelhantes aos de vários outros estudos que relataram os padrões de impressões labiais em casos de gémeos. No entanto, até à data, apenas um estudo foi realizado exclusivamente sobre impressões labiais de gémeos, pelo que há escassez de dados sobre o mesmo.

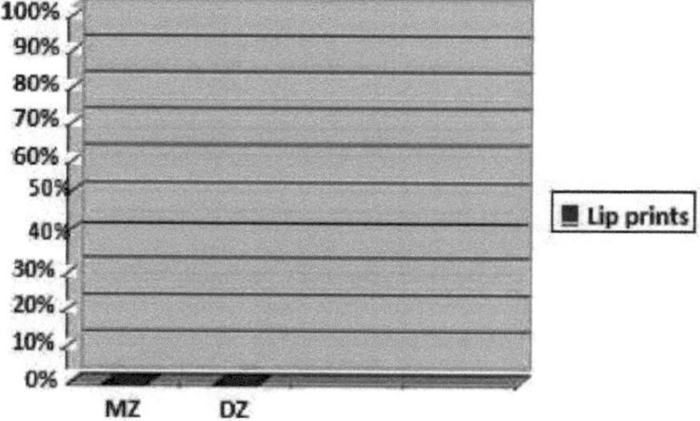


**Graph 1**

Os tipos de sulco labial mais predominantes que foram observados entre os indivíduos foram D (65%), A

(60%) & C (50%), (A =completo vertical, C =completo bifurcado D =incompleto bifurcado), seguido por B (27.5%), G (27.5%), J (26.5%), E (25%) (B=incompleto vertical, E = ramificado completo, G = padrão reticular J= horizontal com outras formas) enquanto que os tipos menos comuns são F (17,5%), I (15%), H (15%) & (I =horizontal, H =X ou forma de vírgula, F = ramificado incompleto).

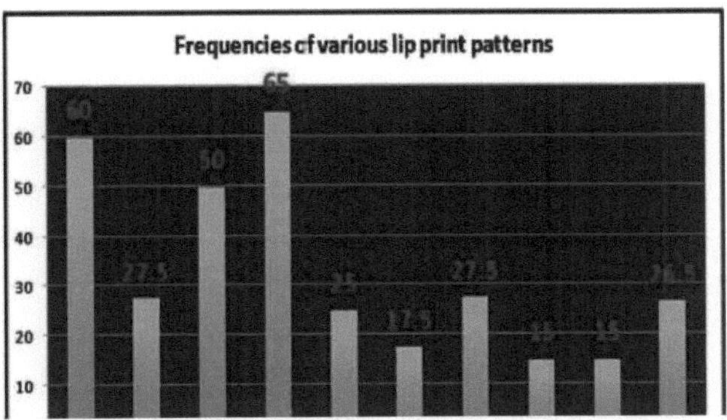


**Graph 2**

Além disso, A & D foram os tipos de sulco mais notados ao longo do compartimento superior esquerdo e do canto direito do lábio, ou seja, 70% dos gémeos mostraram este padrão de sulco ao longo do compartimento direito e esquerdo do lábio.

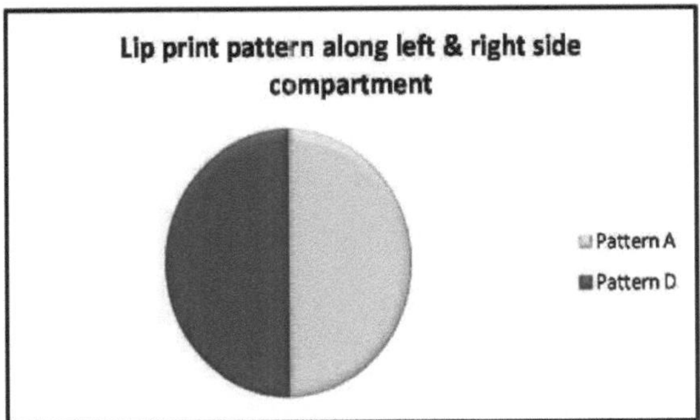


**Gráfico 3**

4 pares de gémeos (10%) que foram criados separados (com idades compreendidas entre os 22 e os 23 anos) apresentaram maior dissemelhança nos tipos de sulcos labiais do que os gémeos que foram criados em condições ambientais semelhantes, o que sugere a

contribuição do fator ambiental na determinação dos sulcos labiais.

Além disso, a avaliação das rugas palatinas não revelou qualquer semelhança (0%) entre os gémeos idênticos (monozigóticos) e não idênticos (dizigóticos). Não só o comprimento de cada rugga diferiu entre os gémeos, mas também houve diferenças significativas entre o número total de ruggas presentes em cada indivíduo. Os 3 pares de gémeos monozigóticos que eram monocoriónicos (7,5%) mostraram semelhanças relativas entre o número total de rugas e a forma relativa das diferentes rugas palatinas, uma vez que um par de gémeos mostrou a unificação das rugas no lado direito do palato, o que foi observado de forma semelhante no palato do lado direito do outro gémeo. No entanto, embora o número de rugas primárias, secundárias e fragmentárias fosse relativamente igual, ainda assim apresentavam algumas diferenças na sua distribuição ao longo dos lados direito e esquerdo do palato.

Entre todos os padrões de rugas, as rugas primárias eram mais comuns, ou seja, quase 98% dos indivíduos apresentavam rugas primárias. Seguiram-se as rugas secundárias (95%). O tipo menos comum observado foi o das rugas fragmentárias (75%), ou seja, Rugas primárias: (A-5 a 10 mm; B-10 mm ou mais) 2. Rugas secundárias: 3-5 mm 3. Rugas fragmentárias: menos de 3 mm. As formas rectas e curvas das rugas foram mais frequentemente observadas. Além disso, no estudo não foram observadas muitas alterações entre o comprimento e o número de rugas em gémeos de vários grupos etários.

Os resultados sugerem a singularidade absoluta do padrão de rugas palatinas.

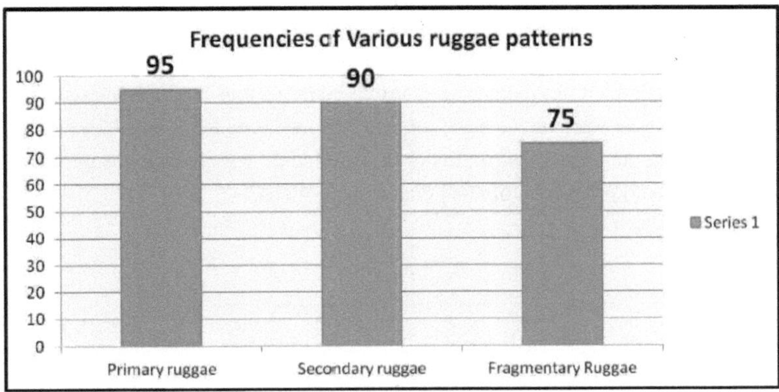



**Gráfico 3**

Entre as formas das rugas palatinas, a mais comum foi a ondulada (42,10%), seguida da curva (37,63%) e da reta (15,78%). O tipo circular de rugas não foi observado em nenhum dos indivíduos, ou seja, (0%).

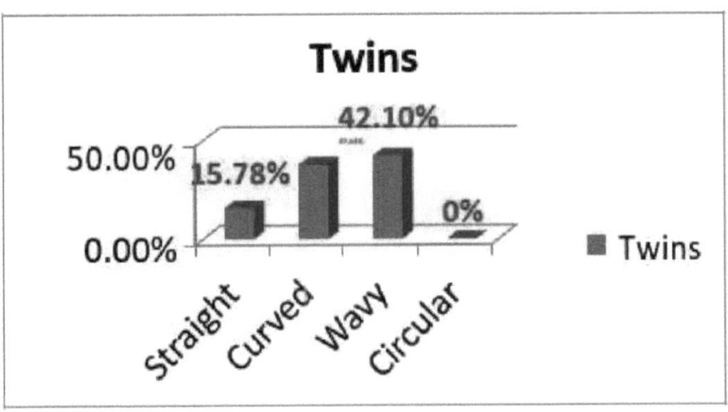



**Gráfico 4**

**Os bitemarks** avaliados no estudo mostraram resultados correspondentes em 5 pares de gémeos, pelo que a percentagem de semelhança é de 12,5%. Os gémeos que apresentaram semelhança nas marcas de mordida eram gémeos monozigóticos com idades compreendidas entre os 5 e os 11 anos (idade média de 8 anos). Além disso, o padrão da marca de mordida mostrou maior quantidade de semelhança nos gémeos monozigóticos em comparação com os gémeos dizigóticos.

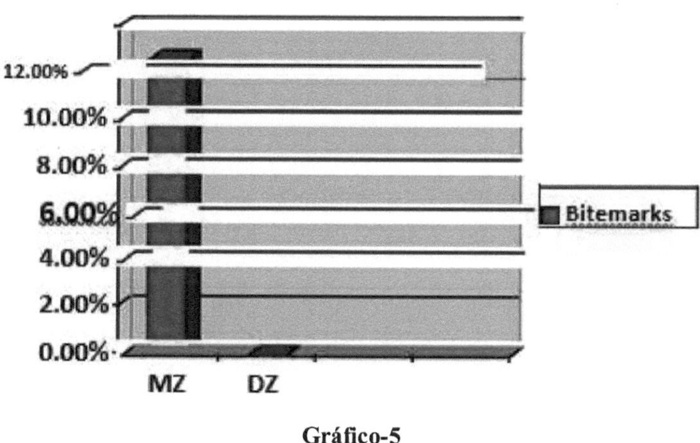


**Gráfico-5**

# 4. DISCUSSÃO

"A identificação é o estabelecimento da individualidade de uma pessoa".

A identidade é definida como as características pelas quais uma pessoa pode ser reconhecida. A identificação correcta é necessária tanto por razões legais como humanitárias. Os parâmetros dentários e paradentários são dos instrumentos mais fiáveis no processo de identificação e são geralmente resistentes à decomposição post mortem. Além disso, as características como as impressões labiais e as rugas palatinas, tal como as impressões digitais, são únicas para cada indivíduo e não se alteram ao longo da vida de um indivíduo. Por conseguinte, podem ser utilizadas eficazmente na investigação forense.

No entanto, a identificação destes parâmetros pode colocar dificuldades em gémeos idênticos e não idênticos.

Até à data, estão a ser realizados muitos estudos sobre o estabelecimento da identidade utilizando estes parâmetros dentários e paradentários, no entanto, há falta de literatura que forneça a sua singularidade, bem como a sua expressão entre gémeos idênticos e não idênticos.

Este estudo avaliou, assim, as semelhanças e dissemelhanças nos traços dentários e paradentários exclusivamente entre populações de gémeos.

Os gémeos monozigóticos ou idênticos resultam da fertilização de um óvulo e um espermatozoide. O embrião fertilizado divide-se alguns dias após a fertilização, dando origem a dois indivíduos que, normalmente, partilham os mesmos cromossomas. Por outro lado, os gémeos dizigóticos resultam da fertilização de dois óvulos diferentes com dois espermatozóides diferentes. Os pares de gémeos dizigóticos podem ser rapariga/rapariga, rapaz/rapaz ou rapaz/rapariga[49] .

Assim, a expressão destes parâmetros em gémeos é o tema de interesse, uma vez que estão sob controlo genético e os gémeos monozigóticos partilham a mesma composição genética, em comparação com os gémeos dizigóticos que partilham metade dos genes.

Os estudos sobre gémeos têm sido cruciais para desvendar a contribuição dos factores genéticos para numerosas características complexas. Os estudos sobre gémeos realizados até à data demonstraram que, embora os gémeos monozigóticos sejam geneticamente idênticos, podem ser distinguidos com base nas impressões digitais, nas impressões labiais, nas rugas palatinas e noutros traços dentários. Isto pode ser atribuído aos factores ambientais que actuam sobre eles. No entanto, as variantes epigenéticas também podem estar associadas a diferenças fenotípicas, e a identificação e interpretação dessas associações é atualmente uma importante área de investigação[50] .

Numerosos outros estudos, para além dos relativos aos parâmetros dentários, demonstraram também semelhanças e variações genéticas significativas na identificação individual entre gémeos idênticos e não idênticos. Um destes estudos interessantes, realizado por Pinc et al.[51] , demonstrou que cães treinados são capazes de distinguir gémeos idênticos através dos seus odores. Os odores humanos estão relacionados com o complexo principal de histocompatibilidade (MHC), que desempenha um papel decisivo no reconhecimento olfativo individual e até na atratividade do odor humano. Como se supõe que os gémeos monozigóticos têm genes MHC idênticos, não é surpreendente que os cães não consigam distinguir com fiabilidade um gémeo idêntico do outro. Mas o autor do estudo referiu que, apesar de os cheiros serem semelhantes, os cães conseguem distinguir a singularidade dos cheiros. Outro estudo foi realizado sobre a análise da caligrafia de gémeos idênticos. A relação entre os caracteres, as palavras e a forma ou estilo de escrita é muito semelhante entre um par de gémeos. No entanto, existem ainda características únicas para cada gémeo. No entanto, a caligrafia está mais associada à atitude de uma pessoa e a factores comportamentais do que a aspectos de traços psicológicos, o que fornece aos investigadores o verdadeiro motivo por detrás dos estudos sobre a caligrafia[53] .

Os resultados do presente estudo indicam que os parâmetros paradentários, como as impressões labiais e as rugas palatinas, são únicos mesmo nos gémeos monozigóticos e nos pares de gémeos dizigóticos. Ou seja, foi observada uma semelhança (0%) entre os gémeos. No entanto, verificou-se que os gémeos monozigóticos apresentavam semelhanças nos tipos de sulco labial em maior grau do que os gémeos dizigóticos e é necessária uma avaliação cuidadosa para diferenciar o padrão de impressão labial nos casos de gémeos monozigóticos.

De acordo com a dissertação de Uma Maheshwari, nem um único compartimento do lábio na população em geral (população não gémea) apresenta um tipo de sulco semelhante em diferentes compartimentos do lábio. Em comparação com isso, o presente estudo mostrou uma semelhança nos tipos de sulco ao longo de muitos compartimentos do lábio, tanto em gémeos monozigóticos como em gémeos dizigóticos. Uma outra observação interessante encontrada neste estudo foi que os tipos de sulcos labiais observados em 3 pares de gémeos criados separados (7,5%) mostram

A maior quantidade de variação nos sulcos dá uma pista sobre o papel dos factores ambientais no desenvolvimento destes sulcos. A capacidade de discriminação dos gémeos utilizando impressões labiais é semelhante aos resultados do estudo realizado sobre impressões digitais de gémeos idênticos, gémeos não idênticos e não gémeos por shrihari et al. em 2007, que concluiu que, embora os padrões de minúcias entre os gémeos sejam mais semelhantes do que na população em geral, continuam a ser discrimináveis.

Além disso, as impressões labiais permanecem constantes ao longo da vida de um indivíduo e, de acordo com Utsuno H et al.53 , as impressões labiais permanecem as mesmas após a fixação, pelo que podem ser utilizadas com êxito para comparar registos antemortem e postmortem. Por conseguinte, as impressões labiais podem ser utilizadas com êxito para a identificação individual no domínio forense; além disso, não há muitos estudos sobre este parâmetro exclusivamente em gémeos e há escassez de dados sobre o mesmo.

No presente estudo, os gémeos idênticos (monozigóticos) e não idênticos (dizigóticos) não apresentaram qualquer semelhança, ou seja, 0% de semelhança em termos de comprimento, bem como no número total de rugas presentes. Estudos anteriores também não tinham mostrado a percentagem de semelhança/dissimilaridade das rugas palatinas entre gémeos; por conseguinte, não é possível a comparação com estudos anteriores. No entanto, Kapali et al.[25] relatou que os padrões de rugas em gémeos são diferentes; mas o estudo não foi realizado exclusivamente em gémeos, como também a sua capacidade de discriminação entre gémeos monozigóticos e dizigóticos não foi relatada no seu estudo.

As rugas palatinas têm uma forte influência genética no seu desenvolvimento, pelo que é importante estimar a sua hereditariedade.

O presente estudo também demonstrou que o padrão das rugas palatinas em 3 pares de gémeos monozigóticos monocoriónicos (7,5%) apresentava mais semelhanças do que outros gémeos monozigóticos no que diz respeito ao número total de rugas, ao seu comprimento e à forma relativa de cada rugga, mas ainda assim eram distinguíveis com base na sua distribuição. Este fenómeno deve-se ao facto de os pares de gémeos monocoriónicos serem os gémeos que partilham a mesma placenta e o mesmo córion.

Pensa-se que estes gémeos se separaram numa fase posterior, cerca de 6 a 9 dias após a conceção.

Assim, as probabilidades de carraige de material genético mais exato são maiores nesta categoria de gémeos monozigóticos. No entanto, em cerca de 30% dos gémeos monozigóticos monocoriónicos, pode haver anastomoses arterio-venosas que podem levar a diferenças acentuadas no desenvolvimento físico.[49] No nosso estudo, um dos dois pares de gémeos tinha comunicação arterio-venosa através do forame oval patente, no entanto, não foram observadas muitas diferenças físicas.

Poucos estudos sobre características dentárias em gémeos tiveram em conta o tipo de córion e, tanto quanto sabemos, não foi realizado qualquer estudo sobre a capacidade de discriminação da rugga palatina na população de gémeos.

Outro parâmetro avaliado no estudo são os padrões de marcas de mordida em gémeos. As marcas de mordida têm sido encontradas em casos de homicídio, tentativa de suicídio, agressão sexual e abuso infantil. As mordeduras podem ocorrer tanto na vítima como no suspeito: os dentes são usados como arma pelo agressor e em legítima defesa. O princípio central da análise do sinal de mordida é que cada pessoa tem uma disposição dentária única e que estas características únicas são suficientemente reproduzidas num sinal de mordida para identificar um indivíduo. O debate sobre a singularidade dos dentes humanos é provavelmente um dos tópicos mais ambíguos no atual discurso da medicina legal. Uma análise da literatura científica revela esta crença comum.

A discussão sobre a singularidade das mordidas é incompleta sem a referência ao estudo efectuado por Rawson et al.[34] Rawson afirmou que uma correspondência de cinco dentes seria suficiente para identificar positivamente um indivíduo como mordedor. O artigo afirma que os sinais de mordedura são únicos para um indivíduo. No entanto, a questão da singularidade dos sinais de mordedura continua sem resposta até à data. Assim, é de grande interesse identificar o padrão de mordedura e a sua provável semelhança/dissimilaridade em gémeos.

No presente estudo, 4 pares de gémeos idênticos apresentaram resultados correspondentes. Assim, a percentagem de semelhança é de 13,33%. A faixa etária dos gémeos que apresentaram resultados correspondentes situava-se entre os 5 e os 9 anos. Além disso, dos 3 gémeos monocoriónicos, um apresentou um padrão idêntico de marcas de mordida, enquanto os outros gémeos apresentaram um padrão diferente. Nestes casos, diz-se que as marcas dentárias são semelhantes com base no número de dentes presentes, na forma dos dentes e também no padrão de dentição ao longo das arcadas dentárias, tal como se pode ver nos moldes dos indivíduos na transparência.

Este tipo de correlação de bitemarks exclusivamente em gémeos monozigóticos e dizigóticos não foi relatado na literatura, pelo que não é possível comparar os resultados deste estudo com outros estudos.

Outros parâmetros dentários incluídos no estudo foram a forma da arcada, o comprimento da arcada, a distância intercaninos, a profundidade do palato e a oclusão.

Estudos mutacionais e de nocaute em animais indicam que o desenvolvimento oclusal, juntamente com o envolvimento craniofacial, envolve a padronização Cai et al.[54] e é provável que esta esteja sob controlo genético Wright e Hart[55]. Até à data, existem poucas provas directas em humanos que quantifiquem a contribuição genética para a topografia oclusal. O modelo de gémeos permite avaliar a contribuição genética e ambiental para estas características[47].

O estudo da morfologia da superfície oclusal foi realizado na superfície oclusal de nove pares de molares permanentes Kabban et al.[56] Três pares eram de gémeos monozigóticos, quatro pares de gémeos dizigóticos e dois de controlos não relacionados. Esses resultados mostraram uma tendência marcada de aumento da diferença inter-superficial, com as maiores diferenças observadas nos controlos e as menores nos pares MZ, confirmando assim os nossos resultados. A avaliação da distância média dos primeiros molares inferiores dos quadrantes esquerdo e direito indicou uma diferença significativa entre os pares de gémeos DZ.

No presente estudo, no entanto, nem todos os gémeos monozigóticos apresentaram traços dentários correspondentes e a percentagem de semelhança também não é elevada para alguns deles, o que pode ser atribuído a uma distribuição desigual dos vasos sanguíneos entre os lados esquerdo e direito das estruturas craniofaciais em desenvolvimento, o que pode dar origem a uma diferença entre os dois lados (metades) ao longo da linha de fusão. Tais factores são geralmente englobados no termo "ambiente interno" e distinguem-se definitivamente dos factores que habitualmente designamos por factores ambientais. Quando se discute a importância das duplas diferenças, é por isso adequado distinguir entre factores não genéticos e genéticos em vez de factores ambientais e genéticos. Os factores não genéticos poderiam, por sua vez, ser divididos em verdadeiros factores ambientais e factores internos distribuídos aleatoriamente entre o lado esquerdo e o lado direito[45] .

Vários outros achados também foram observados no estudo em relação a certas características dentárias. Um par de meninas gémeas idênticas (7 anos de idade) tinha anodontia parcial devido ao atraso na erupção dos dentes. Uma das raparigas tinha erupcionado o molar permanente direito e esquerdo 1st e o incisivo central permanente direito, enquanto a outra gémea tinha erupcionado apenas o molar permanente esquerdo e direito 1st . Ambas as raparigas apresentavam história de perda prematura de dentes decíduos aos 3 anos de idade devido a cáries. As gémeas eram monocoriónicas diamnióticas e ambas as gémeas também tinham a úvula fundida com o lado esquerdo das fauces palatinas. As manifestações sistémicas evidentes numa das duas meninas gémeas incluíam o forame oval patente e anemia (tipo microcítico hipocrómico), sendo a percentagem de hemoglobina de (4,2 gm %). A outra gémea era aparentemente saudável, sem complicações cardiovasculares e com uma hemoglobina de cerca de 7gm%.

No presente estudo, um par de gémeos dizigóticos (rapaz/rapariga) com cerca de 22 anos de idade demonstrou uma periodontite agressiva no maxilar inferior, com mobilidade de 1st molares em ambos os gémeos. Esta caraterística chamou a atenção, uma vez que a periodontite agressiva tem predisposição genética e é herdada nas famílias. Além disso, no mesmo par, a rapariga tinha a cúspide de Talon no incisivo lateral superior direito e o rapaz tinha toros mandibulares.

Outro fenómeno fascinante que se verificou aqui foi o da "imagem em espelho" nos gémeos. Estes gémeos são réplicas em espelho um do outro em relação a uma ou mais características; a imagem em espelho pode ser atribuída ao momento da divisão do zigoto (divisão dos óvulos mais tarde do que o normal, cerca de nove a doze dias após a gestação). Assim, a maior parte dos gémeos com imagens em espelho são gémeos monozigóticos[49] . No entanto, Boklage[57] escreveu no seu artigo que a maior parte das amostras recolhidas e estudadas até à data são de gémeos dizigóticos e que estes têm claramente e de forma consistente uma probabilidade consideravelmente maior de apresentar imagens em espelho do que os gémeos monozigóticos. A apresentação mais comum desta caraterística é a lateralidade dos gémeos,

i.      e. se um gémeo é destro, o outro é canhoto.

No presente estudo, 4 pares de gémeos (10%) apresentaram esta caraterística invulgar entre as suas características dentárias e estes pares eram todos dizigóticos, nos quais este fenómeno não é comum. Num dos três pares, as gémeas apresentavam falta congénita de dentes (incisivo central superior) em locais opostos, ou seja, uma das gémeas tinha falta de dentes no lado esquerdo e a outra tinha falta de dentes no lado direito. Outros dois pares de gémeos consistiam em pares rapaz/menino e rapariga/rapariga. Estes gémeos foram criados num ambiente semelhante, receberam a mesma alimentação e até foram admitidos na mesma escola. No entanto, um dos gémeos de ambos os pares tinha cáries galopantes, enquanto o outro tinha uma dentição saudável. Estas características opostas não estavam apenas presentes na sua dentição, mas também no seu comportamento e interesses, uma vez que um rapaz era extrovertido e o outro era tímido, o mesmo acontecendo com o par de gémeas, uma rapariga com um comportamento arrojado enquanto a outra era muito sensível.

Além disso, todos os três pares de gémeos diferem na sua lateralidade. No entanto, muito poucos estudos sobre gémeos tiveram em consideração este fenómeno.

Assim, os parâmetros dentários e paradentários não estão a ser muito explorados entre os gémeos, e o presente estudo dá a indicação de que existe um elevado grau de concordância entre os parâmetros dentários dos gémeos monozigóticos em comparação com os dos gémeos dizigóticos. No entanto, as impressões labiais e as rugas palatinas são únicas mesmo em gémeos idênticos, pelo que podem ser utilizadas para a identificação de gémeos idênticos e não idênticos.

# RESUMO E CONCLUSÃO

O presente estudo foi realizado para avaliar vários parâmetros dentários e paradentários de importância odontológica forense na determinação da identidade de gémeos idênticos e não idênticos.

Foram obtidos modelos de estudo e impressões labiais de 20 gémeos idênticos ou monozigóticos e 20 gémeos não idênticos ou dizigóticos. Foram avaliados parâmetros dentários e paradentários que incluíam marcas de mordida, características quelioscópicas e padrões de rugas palatinas.

A necessidade deste estudo surge porque foram realizados muito poucos estudos no domínio forense e biométrico e não existem dados suficientes sobre o aspeto odontológico forense dos gémeos, criando assim uma ambiguidade entre as semelhanças e as diferenças destas características na população de gémeos idênticos e não idênticos.

Vários autores estudaram estes parâmetros individualmente na população em geral; no entanto, a expressão destes traços dentários e paradentários exclusivamente em gémeos não foi relatada até à data.

O presente estudo foi realizado exclusivamente com gémeos e consistiu em 3 pares de gémeos monocoriónicos, 4 pares de gémeos que foram criados separados e 3 pares de gémeos dizigóticos que exibiram imagens em espelho; deste modo, a variação nas características dentárias entre estes gémeos também é notada.

As conclusões do estudo são as seguintes

□ As impressões labiais e as rugas palatinas eram absolutamente únicas, mesmo em irmãos gémeos idênticos.

□ Os gémeos monocoriónicos, apesar de terem características queiloscópicas e ruggoscópicas muito semelhantes, continuam a ser discrimináveis.

□ Estes parâmetros não parecem ser únicos e revelam semelhanças entre gémeos idênticos e não idênticos.

□ Os parâmetros dentários incluídos no presente estudo revelaram uma maior percentagem de semelhança nos gémeos monozigóticos do que nos gémeos dizigóticos.

O presente estudo investigou exaustivamente a expressão de vários parâmetros dentários e paradentários exclusivamente em gémeos. Os resultados indicam que as impressões labiais e as rugas palatinas podem ser utilizadas eficazmente como instrumento de identificação individual em odontologia forense em casos de catástrofes em massa, desastres aéreos, homicídios, acidentes e raptos, bem como na identificação de culpados em vários crimes.

# Referências


1.      C. Stavrianos, I. Stavrianou, Maria E, Panagiotis K. The Internet Journal of Forensic Science. Métodos de identificação humana em medicina dentária forense: A Review. 2009; 4(1):5-16.

2.      Pretty I A, Sweet D. A look at forensic dentistry - Part 1: The role of teeth in the

determinação da identidade humana. Odontologia Forense: The Roles and Responsibilities of the Dentist. British Dental Journal.2001; 190:359-366.

3.      Patel S, Paul I, Ashtekar. M S, Ramesh G, Sowmya G.V Um estudo das impressões labiais em relação ao género, família e grupo sanguíneo. Jornal Internacional de Patologia Oral e Maxilofacial. 2010; 1(1):4-7.

4.      Srihari N S Gang Fang S. Discriminability of Fingerprints of Twins (Discriminabilidade das impressões digitais de gémeos). Journal of Forensic Identification. 2008; 58(1):109-127.

5.      Richards L, Parish T. Twin zygosity & inheritance. Eur Arch Paediatr Dent. 2008; 9(1): 19-24.

6.      Boraas J C, Messer L B, Till M J. A genetic contribution to dental caries, occlusion, & morphology as demonstrated by twins reared apart. J Dent Res. 1988; 67(9):1150-1155.

7.      Cottone J.A, Standish S.M. Textbook of Outline of Forensic Dentistry (Livro de texto do esboço de medicina dentária forense). História da Medicina Dentária Forense. 1981: 20-26.

8.      Kasprazak.J. Possibilidades da cheiloscopia. Forensic Science International. 1990; 46:145-151.

9.      Dr. Anil Aggarwal. A importância das impressões labiais (Ficheiros Forenses).

http://lifeloom.eom//JI2 Aggarwal.htm.


10.    Santos M. Queiloscopia - Um meio complementar de identificação estomatológica. Microforma Internacional J. Medicina Legal. 1967; 2:123-126.


11.    Suzuki K, Suzuki H & Tsuchihashi Y. Sobre os lábios femininos e o rouge. Shikwa Gakuho. 1967; 67:471.


12.    Suzuki K, Tsuchihashi Y. Uma nova tentativa de identificação pessoal através de impressões labiais. Jornal da Associação Dentária Indiana. 1970; 42(1):8-9.


13.    Ebihara K. Comunicação pessoal. 1971; 34(1):123-130.


14.    Tsuchihashi Y. Estudos sobre a identificação pessoal através de impressões labiais. Forensic Science International. 1974; 3:233-248.


15.    Williams T.R. Lip prints- Another means of identification. Journal of Forensic Indent. 1991; 41(3):190-194.


16.    Kasprzak J. Possibilidades da cheiloscopia. Forensic Sci Int 1990; 46:145-51.


17.    Warren H. Dental Identification and Forensic Odontology (Identificação dentária e odontologia forense). J of Forensic science. 1976; 5: 22-3.


18.    Kasprzak J. Cheiloscopia. Enciclopédia de ciências forenses. Imprensa académica. 2000; 1:358-61.


19.    Alvarez M, Miquel M, Castello A, Verdu FA. Batons de longa duração e impressões digitais latentes. Forensic Sci Comm. 2002; 4:2-8.


20.    Saraswathi TR, et al. Estudo das impressões labiais. Journal of Forensic Dental Sciences. 2009; 1(1):28-31.

21. Patel S, Astekar. S M, Dakwala F. et al. Jornal Internacional de Patologia Oral e Maxilofacial; 2009:1(1):4-7.


22. Reddy V K. Impressões labiais: Uma visão geral em medicina dentária forense. Jornal de Investigação Dentária Avançada. 2011; 2(1):18-20.


23. Telgi N, Ahmed M, Spoorthi B R, Naik R. Cheiloscopia e seus padrões em comparação com os grupos sanguíneos ABO. Journal of Forensic Dental Sciences.2011; 3(2):77-80.


24. Vahanwala S, Pagare S S. Avaliação de impressões labiais em gémeos idênticos. Atualização médico-legal. 2012; 12(2):192-196.


25. Kapali S, Townsend G, Richards L, Parish T. Palatal Rugae patterns in Australian Aborginies & Caucasians. Australian Dental Journal. 1997; 42(2): 129133.


26. Fahmi F M, Shamrani S M, Taliac Y F. Rugae pattern in a Saudi population sample of men & females. Saudi Dental Journal. 2001; 13(2):92-95.


27. Saraf A, Bedia S, Indurkar A, Degwekar S, Bhowate R. Rugae patterns as an adjunct to sex differentiation in forensic identification. J Forensic Odontostomatol. 2011; 29(1):14-19.


28. Indira A P, Gupta M, Priscillia M P. Utilidade dos padrões das rugas palatinas no estabelecimento da identidade. J Forensic Dent Science. 2012; 4(1):2-5.


29. Manjunath S, Shankar M, G Pradeep. Padrões das rugas palatinas entre os indianos de Manipal.


30. Jornal de Investigação Dentária Avançada. 2012; 2(2):32-38.


31. Senn R D, Stimsen P G.Textbook of Forensic Dentistry. Bitemarks 2ª edição 313-325.

32.   Kennedy D. J of Forensic Science. Odontologia forense e análise microbiana de marcas de mordida.2011; 6-15.


33.   Sognnaes R F, Rawson R D, Gratt BM, Nguyen NB. Comparação informática de padrões de marcas de mordida em gémeos idênticos. J Am Dent Assoc. 1982; 105(3):449-51.


34.   Fonseca G M, Farah M A, Orellano-Blaskovich S V. Bitemark analysis: Utilização de polytether na recolha, conservação e comparação de provas. J Forensic Dent Science. 2009; 1(2):66-72.


35.   Rawson, S Anand, M Madan. Marcas de dentadas no local do crime - Uma análise. The Internet Journal of Forensic Science.1984; 2(1):23-26.


36.   Cottone JA, Standish SM, Walls RM, Hockberger RS. Bitemarks. Manual de Medicina de Emergência Forense. 1988; 17:1321-1330.


37.   Simmon D e Mckay. Marcas de mordedura no dedo indicador amputado: Relato de um caso e revisão da literatura. J of Forensic Science. 1999; 12:1254-1258.


38.   Sheasby S e MacDonald. Novo método de classificação de marcas de mordedura. J Forensic Odontostomatol. 2001; 34 (2): 45-47.


39.   Anand P, Khanna T, Gupta M. Newer techniques for recording Bitemarks. The Internet Journal of Forensic Science. 2007; 3(1):25-31.


40.   Oliveira T, Kasprzak J, Taliac Y F, Castello A, Priscillia M P. Comparação de marcas de mordida em cães e humanos. Journal of Advanced Dental Research. 2011; 4(2):18-20.


41.   Wood B F, Green L J. Morfologia pré-molar em gémeos. J Dent Res. 1969; 48(1):74-78.

42.   Biggerstaff H. Hereditariedade da cúspide de Carabelli. J Dent Res.1971; 52(1):40-45.

43.   Sharma K, Corruccini R S & Henderson A M. Genetic variance in dental dimensions in Punjabi twins. J Dent Res.1985; 64(12):1389-1391.

44.   Boraas J C, Messer L B, Till M J.A genetic contribution to dental caries, occlusion, & morphology as demonstrated by twins reared apart. J Dent Res. 1988; 67(9):1150-1155.

45.   Michalowicz B.S, Aepplp D.P, Kuba R.K, Bereuter J, Conry J.P, Segal N.L, T.J. Bouchard Jr e Pihlstrom B.L. A Twin Study of Genetic Variation in Proportional Radiographic Alveolar Bone Height. J Dent Res 1991; 70(11):1431- 1435.

46.   Lundstrom A. An investigation of 202 pairs of twins regarding fundamental factors in the aetiology of malocclusion. Jornal Europeu de Ortodontia. 29; (2007):51- 57.

47.   Corby P M, Su C-Y, Studen-Pavlovich D A. Ranalli, D N , Rosa B J. Inheritance of Dental traits. Um estudo com gémeos. Eur Arch Paediatr Dent. 2007; 8(1): 2934.

48.   Su C-Y, Corby P M, Elliot M A , Studen-Pavlovich D A. Ranalli, D N , Rosa B J. Inheritance of Occlusal Topography: Um estudo com gémeos. Eur Arch Paediatr Dent. 2008; 9(1): 19-24.

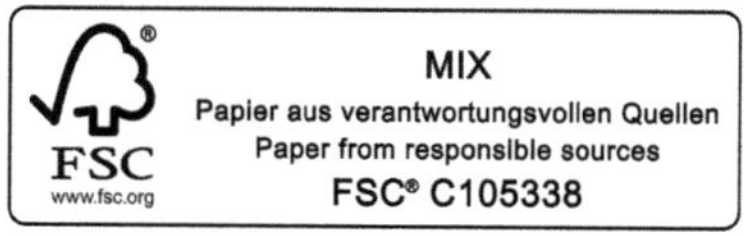


Printed by Books on Demand GmbH, Norderstedt / Germany